RECHERCHES

SUR LE

TRAITEMENT DES MALADIES NERVEUSES.

DE

L'ÉPILEPSIE.

Par le Dr P. CHÉNEAU,

Professeur de Médecine (Maladies de poitrine),
Médecin des Épidémies du département de la Seine,
Membre de plusieurs Sociétés savantes, etc.

Et pourtant voilà des faits de guérison.

PARIS.

CHEZ L'AUTEUR, PLACE VENDOME, 22;

CHEZ J.-B. BAILLIERE, LIBRAIRE,

rue de l'École-de-Médecine, 17.

—

1845

DE L'ÉPILEPSIE.

Paris. — Imprimerie et Fonderie de Rignoux, rue Monsieur-le-Prince, 29 *bis*.

RECHERCHES

SUR LE

TRAITEMENT DES MALADIES NERVEUSES,

DE

L'ÉPILEPSIE.

Par le Dr P. CHÉNEAU,

Professeur de Médecine (Maladies de poitrine),
Médecin des Épidémies du département de la Seine,
Membre de plusieurs Sociétés savantes, etc.

> Et pourtant voilà des faits de guérison.

PARIS.

CHEZ L'AUTEUR, PLACE VENDOME, 22;

CHEZ J.-B. BAILLIERE, LIBRAIRE,
rue de l'École-de-Médecine, 17.

1845

Chaque jour voit s'accroître le nombre des maladies que la médecine regarde comme au-dessus de ses ressources.

Mais cette incurabilité est-elle réelle? Est-ce bien la gravité de ces affections qui rend nos secours aussi impuissants?

Puisque, dans bien des circonstances, la nature nous montre qu'elle peut encore se suffire, qu'elle arrête les progrès, et même opère la guérison, on ne peut accuser que nos méthodes et le *préjugé*, qui non-seulement entretient dans une inaction routinière, mais s'oppose aux efforts les plus généraux.

Voulant m'assurer par moi-même du degré de

résistance de ces maladies à nos moyens de traitement, j'ai consacré nombre d'années à des recherches sérieuses sur les affections du système nerveux. Voici pour l'épilepsie le résultat de mes travaux.

DE L'ÉPILEPSIE,

HAUT MAL, MAL SACRÉ, MAL CADUC, ETC. ETC.

PREMIÈRE PARTIE (1).

Observations d'épilepsie idiopathique.

Onze malades atteints d'épilepsie idiopathique ont été traités successivement par une méthode nouvelle. Chez tous, *sans exception*, la guérison a été prompte et facile.

Ce fait, fût-il dû au hasard, m'a paru assez remarquable pour recevoir quelque publicité; je le livre sans aucune réflexion.

---

(1) J'ai cru devoir diviser ce mémoire en trois parties. Dans la première, j'ai consigné un certain nombre de faits de guérison d'épilepsie idiopathique; dans la deuxième, je rapporterai des observations d'épilepsie symptomatique; enfin, dans la troisième, je tâcherai de répondre aux objections qui pourront m'être faites, et je chercherai à préciser l'état du système nerveux qui favorise l'apparition des accidents épileptiques

Parmi ces guérisons, l'une remonte à 6 ans; les autres sont moins anciennes, mais il n'y a pas eu la moindre récidive.

Tous les malades, excepté deux, étaient atteints depuis plusieurs années, et même 5 et 6 ans; les autres l'étaient depuis plusieurs mois seulement.

Chez plusieurs de ces malades, le trouble de l'intelligence avait lieu, non pas seulement pendant un certain temps à la suite des accès, mais constituait un état d'idiotisme habituel.

Chez plusieurs, il y avait un amaigrissement considérable.

La plupart étaient arrivés à l'âge adulte. Voici l'âge de chacun : 8, 14, 14, 16, 16, 26, 27, 28, 28, 30, 34 ans.

Parmi ces observations, j'ai choisi les faits qui m'ont paru les plus remarquables : ce sont eux que je vais rapporter.

Iʳᵉ OBSERVATION.

Épilepsie datant de cinq ans chez un homme de 28 ans. — Perte complète de l'intelligence. — Amaigrissement considérable. — *Causes déterminantes.* — Excès de tous genres. — Cessation des accidents quarante-huit heures après l'emploi du traitement. — Guérison depuis six ans.

M. Émile R..., âgé de 28 ans.

Système osseux. — Taille de 5 pieds 3 à 4 pouces; poitrine large et bombée en avant.

Système musculaire. — Peu développé actuellement, car M. R... était assez fort dans son état de santé.

Système pileux. — Barbe et cheveux presque noirs.

Système cutané. — Peau brune.

Système nerveux. — Au dire du malade, il a été très-affectueux; mais en ce moment, et peut-être à cause des attaques qui sont très-fréquentes, il paraît peu accessible à l'amour de ses parents : ainsi, il sait sa mère dans un état de maladie extrêmement grave ; il sait que son inconduite en est la cause, et il refuse obstinément d'aller la voir, malgré les instances de son père. Il est très-irritable, très-impressionnable, surtout pour ce qui le touche personnellement.

Tempérament. — Bilieux et sanguin.

Il y a habituellement une tenacité grande dans les résolutions.

Antécédents.

M. R... n'a jamais été malade jusqu'au moment où les accès d'épilepsie ont apparu. Ceux-ci remontent à plusieurs années (6 ans). Il n'a jamais eu de dartres, ni autres affections cutanées. Dans sa famille, personne n'a jamais eu d'accidents semblables à ceux qui nous occupent ; cependant, sa mère a toujours été délicate et très-nerveuse. Elle a succombé, peu de temps après que M. R... eut fini son traitement, à une maladie de langueur; épuisement consécutif à des peines morales.

Jusqu'à l'âge de 20 ans, le mode d'existence de M. R... n'eut rien de reprochable; mais depuis cette époque, un amour conçu pour une femme de mœurs plus que douteuses lui fit abandonner sa famille pour se livrer à sa passion. Il se jeta dans la débauche, fit des excès de tout genre, passant les nuits à boire et surtout des liqueurs alcooliques.

Ce fut 2 ans après, que se manifestèrent les premiers accès de cette maladie; ceux-ci, nous l'avons dit, datent de 6 ans.

D'abord ils furent éloignés et ne déterminèrent que des étourdissements avec perte de connaissance; mais peu à peu ils prirent de l'intensité, se rapprochèrent, et des convulsions survinrent.

État présent.

Tout l'extérieur annonce le genre de vie auquel se livre M. R... Il est désordonné dans ses vêtements, inconvenant dans ses propos. Les soins de propreté habituels sont tout à fait négligés. Sa figure, outre l'altération résultant de la fréquence des accès, a quelque chose d'ignoble et de repoussant. (J'insiste sur ces caractères pour exprimer le changement qui s'est opéré en lui. Il était réputé dans sa famille comme joli garçon et fashionable.) Ses lèvres, grossies et rouges, sont encore couvertes du sang sorti de sa langue, qui a été coupée lors du dernier accès. Ses yeux hagards et la dilatation des pupilles lui donnent une expression presque hideuse. Les muscles de la face très-amaigris paraissent encore contractés du côté gauche; la langue, quand on la fait sortir, paraît aussi s'incliner de ce côté.

L'intelligence est obtuse, il n'a aucune

connaissance de ce qui se passe lors des attaques, et il n'a même pas la mémoire des choses qui ont eu lieu avant l'accès précédent.

Les fonctions digestives se font assez bien, mais il y a peu d'appétit.

Le pouls est faible et fréquent.

Accès.

Les accès se répètent souvent, plusieurs fois par jour. Il est peu de jours qui n'en voient survenir : aussi le malade est-il dans une sorte de torpeur continuelle, qui souvent ne lui permet pas de répondre exactement aux questions qu'on lui adresse. Dans tous les cas, ses réponses se font attendre, et la parole est embarrassée, peut-être aussi à cause des contusions de la langue.

L'accès dont j'ai été témoin eut lieu sans cause connue, et au moment où le malade se promenait dans le jardin. On eût dit qu'il éprouvait un étourdissement : il tourna plusieurs fois sur lui-même, et tomba aussitôt. (Il paraît que les accès antérieurs n'ont pas été non plus précédés de phénomènes précurseurs.) Les yeux se contournèrent dans les orbites, et les membres se contractèrent. Les supérieurs étaient le siége de mouvements cloniques, et tournés en dedans pendant que les inférieurs étaient roides. Le tronc était légèrement renversé en arrière ; un bruit particulier et rauque se fit entendre du côté de la poitrine pendant l'expiration, et une écume blanche se montra aux angles de la bouche.

Ces convulsions durèrent plus d'un quart d'heure; ensuite une sorte de résolution se montra dans tous les membres. Au bout de quelques instants, les paupières, qui étaient presque fermées, s'entr'ouvrirent davantage, et les yeux fixes parurent s'attacher sur les personnes présentes. La roideur musculaire avait cessé, mais pendant plus d'une demi-heure il y eut impossibilité de faire aucun mouvement. Il fallut l'emporter dans son lit, où il s'endormit pendant plusieurs heures.

Presque tout le reste de la journée, l'hébétude fut complète. La difficulté de parler était assez grande pour que le malade préférât indiquer avec la main qu'il souffrait au devant du front, plutôt que de répondre. Le lendemain la difficulté de se tenir debout persistait encore.

Toute la journée, il refusa de prendre des aliments, peut-être aussi à cause des morsures de la langue ; du bouillon forma toute sa nourriture.

Une selle avait eu lieu pendant l'accès.

Le lendemain, la face reste rouge, les yeux sont injectés ; le malade n'a aucune conscience de ce qui lui est arrivé.

Le pouls est encore fréquent et faible.

Effets de mon traitement.

Bien des moyens avaient déjà été mis en usage, les bains surtout et le nitrate d'argent. Un de nos confrères les plus habitués au traitement de cette maladie lui donnait des soins, lorsque je vis M. R... pour la première fois; mais tout avait échoué. C'est alors que je proposai de mettre en pratique les idées que j'avais conçues sur cette maladie. Le résultat fut tellement heureux et prompt, que d'abord je l'attribuai au hasard; mais, les faits s'étant renouvelés, je suis maintenant autorisé à croire que c'est le traitement qui l'a produit. Quarante-huit heures après, les accès se suspendirent pour ne plus reparaître; toutefois, je fis continuer l'usage des moyens pendant plusieurs mois. Bientôt toutes les forces revinrent, tout l'embonpoint, toute la santé; mais malheureusement le retour aux affections de famille ne put s'opérer, et M. R... continue de se livrer aux habitudes blâmables qui avaient été la cause première de cette horrible maladie, seulement avec plus de modération.

IIᵉ OBSERVATION.

Épilepsie idiopathique durant depuis un an chez une jeune fille de 16 ans, non encore réglée. — Causes déterminantes inconnues. — Guérison presque immédiate et sans retour d'accès depuis un an.

Mademoiselle Clara V..., âgée de 16 ans.

Système osseux. — Taille petite, mais assez forte ; la poitrine est large, les seins bien développés, les hanches sont saillantes.

Système pileux. — Cheveux et sourcils d'un noir superbe.

Système cutané. — Peau blanche et fine.

Mademoiselle V... est assez grasse.

Système nerveux. — Le système nerveux est prononcé ; elle est surtout très-affectueuse.

Système musculaire. — Elle recherche volontier les exercices du corps ; la danse est son amusement de prédilection.

Antécédents.

Mademoiselle V... est née de parents bien portants et chez lesquels on ne peut rien supposer qui l'ait prédisposée à une affection de ce genre. Jamais elle n'a été sérieusement malade ; cependant elle eut à l'âge de 5 ans une rougeole, qui, selon l'expression des parents, n'a pas pu sortir. La convalescence en a été longue, et depuis cette époque, mademoiselle V... a toujours éprouvé des symptômes nerveux : tantôt c'étaient des migraines, tantôt elle était prise sans aucun motif du besoin de pleurer, d'étranglements hystériques, etc.

État présent.

Ce n'est que depuis un an que mademoiselle V... a ressenti de véritables accès d'épilepsie. Il serait difficile de leur assigner une cause déterminante d'une manière bien exacte. Ils sembleraint avoir été une modification de l'hystérie dont la malade était atteinte. L'irrégularité de leurs apparitions porterait difficilement à croire qu'ils tiennent à la menstruation, qui n'est point encore établie. En effet, lorsqu'ils ont débuté, les accidents ont eu lieu tantôt tous les deux ou trois jours, quelquefois au bout de huit jours, et quelquefois aussi plusieurs se sont montrés dans une même journée. Une remarque est à faire ici, et voici plusieurs fois qu'elle se présente à mon observation. Lorsque, dans une même journée, plusieurs accès avaient lieu, celui qui survenait ensuite apparaissait à un intervalle bien plus grand que s'il n'y avait eu qu'un seul accès : ainsi, quand il est arrivé à mademoiselle V... d'être restée huit jours sans accidents, il semble évident à la famille qu'elle en avait eu deux dans la journée de l'avant-dernier accès. Chez une autre demoiselle que j'ai en traitement, ce fait paraît constant : chez elle, les accès ne sont jamais distants de plus de cinq à six jours; mais quand il en vient deux dans les vingt-quatre heures, l'intervalle se montre souvent de onze et douze jours. Ce fait me paraît devoir être signalé. J'ai vu un autre malade chez lequel on pouvait presque calculer l'intervalle qui existerait entre deux accès, par la violence du premier. Plus celui-ci était violent, plus il mettait d'intervalle à se reproduire.

Ordinairement les accès sont annoncés par un engourdissement général; la langue se sèche et une soif vive se manifeste. Quelquefois mademoiselle V... a été prise de besoin de rire involontaire; l'accès ne tardait pas alors à se manifester. Plusieurs fois dans cette imminence de l'accès, on a voulu essayer un moyen qui a été préconisé dans ces derniers temps, l'ammoniaque dans une potion antispasmodique; mais toujours il a été sans efficacité.

Les accès n'ont jamais été violents; cependant rien ne manquait pour les caractériser. Ainsi, état convulsif avec perte complète du sentiment, écume à la bouche lors de la terminaison des attaques, anéantissement et ignorance de ce qui s'est passé après que celles-ci ont cessé.

L'état convulsif, quelquefois général,

était le plus souvent borné aux membres supérieurs; quelquefois il a été assez léger pour que des frictions sur ces parties aient suffi pour le faire cesser. Mais un phénomène assez particulier s'observait du côté des paupières : celles-ci, au lieu d'être à moitié fermées, s'agitaient continuellement de haut en bas; cette agitation des paupières persistait souvent après que la connaissance était revenue.

Les accès, excepté deux, n'ont jamais duré plus de dix minutes. L'écume à la bouche, qui se montrait quand ils étaient près de se terminer, a été constante, et quelquefois mêlée à un peu de sang provenant de la morsure de la langue : c'était quand l'état convulsif avait été général.

L'anéantissement était le symptôme le plus prononcé. Il entraînait ordinairement un sommeil de cinq à six heures, et persistait encore au réveil pendant quelque temps.

Comme nous l'avons déjà dit, mademoiselle V..., revenue à sa pleine connaissance, ne se souvenait en rien de ce qui s'était passé,

Effets de mon traitement.

Lorsque je fus appelé auprès de mademoiselle V..., les moyens ordinaires avaient été essayés ; la belladone, la jusquiame, l'oxyde de zinc, les bains et l'équitation, avaient été employés par le médecin habituel, sans aucun résultat avantageux. C'est alors que je proposai l'usage de pilules, dont la digitale me semble le principal agent médicamenteux, et de lavements camphrés. Le succès fut complet, car un seul accès eut lieu depuis leur emploi, et encore n'entraîna-t-il pas la perte complète de connaissance.

J'ai vu mademoiselle V... pour la première fois au mois de juin 1844, et depuis aucun accident de ce genre n'a reparu. Je dois dire que les règles se sont établies au mois de septembre de la même année.

Voudra-t-on admettre que la menstruation a été la cause principale de la guérison ? Voici un autre fait qui tendrait à infirmer cette opinion.

IIIᵉ OBSERVATION.

Épilepsie datant de deux ans chez une jeune fille de 14 ans non réglée, survenue à la suite d'une frayeur. — Cessation des accidents après huit jours de traitement. — Guérison depuis un an.

Mademoiselle L. P., âgée de 14 ans, d'un tempérament nerveux et sanguin, d'une imagination vive et au-dessus de son âge.

Système osseux. — Taille élevée (4 pieds 10 pouces) et svelte; poitrine étroite, membres longs et grêles, traits du visage petits; crâne développé dans des proportions assez considérables, relativement au volume de la tête; front proéminent en avant, surtout à l'endroit où la phrénologie place l'organe de la causticité, du bel esprit; développé vers les parties latérales et supérieures à l'endroit où l'on pense que l'organe de la poésie existe; également développé dans les parties où résident, dit-on, les organes de la bienveillance, de la religion et de la persévérance.

Système musculaire. — Très-peu prononcé; il y a même de la maigreur.

Système cutané. — Peau brune et fine.

Système pileux. — Cheveux châtain foncé, sourcils très-épais.

Système nerveux. — Très-impressionnable.

Antécédents.

Rien d'appréciable chez les parents directs ou collatéraux ne peut faire admettre chez mademoiselle L... une prédisposition héréditaire à l'épilepsie. Elle-même n'a jamais rien éprouvé qui eût une action probable sur la détermination de cette maladie. Elle n'a jamais eu de maladie cutanée, ni même ressenti d'affection nerveuse hystérique, jusqu'au moment de l'apparition des accès épileptiques. Sa santé a été constamment bonne; mais toujours elle a semblé rechercher ce qui pourrait augmenter encore la susceptibilité nerveuse inhérente à sa constitution : ainsi, dès son plus jeune âge, elle s'est adonnée à la musique (c'est à son enseignement qu'elle a l'intention de se livrer), elle a évité les exercices du corps, elle passait à la lecture tous ses moments de loisir. La grande cause prédisposante paraît donc exister dans le développement du système nerveux.

Cause déterminante. — A l'âge de 12 ans (il y a deux ans), une frayeur que lui firent ses camarades de pension détermina les premiers accidents. De suite ils eurent le caractère épileptique, si l'on peut s'en rapporter au dire des parents. Cette première fois cependant ils pouvaient laisser de l'incertitude sur la réalité de cette affection : ils avaient eu lieu presque immédiament après le repas, avaient été accompagnés de plusieurs selles pendant leur durée, et de vomissements de matières alimentaires, peu de temps après le retour de la connaissance. On pouvait donc supposer la simple indigestion et des mouvements spasmodiques déterminés par elle, ayant une apparence de gravité, il est vrai, mais devant cesser avec le retour des fonctions de l'estomac à leur état habituel. Mais il n'en fut pas ainsi, car trois jours après, un nouvel accès eut lieu. Il fut, et ce fut le seul qui présentât cette singularité, précédé d'un saignement de nez. La quantité de sang perdu est évaluée à une cuillerée à bouche.

Depuis ce temps, les accidents se sont renouvelés à des intervalles tout à fait irréguliers. Si quelquefois l'on en a vu plusieurs dans une même journée, souvent aussi il y a eu huit jours d'intervalle entre les accès. (Huit jours sont le plus long laps de temps qui se soit écoulé entre eux.) Dans tous les cas, il a suffi de la moindre émotion pour les produire.

L'intensité et la durée ont aussi beaucoup varié. On cite un ou deux accès qui ont duré trois heures; on en a vu, et c'est le plus grand nombre, ne durer que quelques minutes. Quelques-uns ont amené des convulsions générales, d'autres se sont bornés à des mouvements dans les mâchoires; mais toujours il y a eu perte de connaissance.

État présent.

Voici comment les parents décrivent les accès. La jeune fille n'a aucune idée de ce qu'elle a éprouvée. Quand une émotion leur donnait naissance (et il suffisait de rappeler quelque circonstance qui l'aurait contrariée), on observait un mouvement particulier dans les paupières; les sourcils semblaient se rapprocher; les yeux, après s'être contournés dans les orbites, devenaient fixes; la face rougissait, les veines du front se gonflaient, et les cheveux vacillaient comme s'ils eussent été agités par le vent. Alors la respiration devenait embarrassée, bruyante, et des mouvements convulsifs plus ou moins étendus, plus ou moins généraux, se manifestaient. Ceci est encore à noter comme singularité : c'est que plusieurs fois il n'y avait qu'un des bras pris de convulsions; on croit que tantôt ce fut le droit et tantôt le gauche. On croit aussi se rappeler que cette circonstance coïncidait avec des contractions musculaires des deux côtés également, dans d'autres parties du corps. Quelles qu'aient été la durée et l'intensité des accès, et le plus habituellement ils duraient peu et étaient légers, ils entraînaient la perte complète de connaissance; au moment où celle-ci devait revenir, des cris se faisaient entendre, de l'écume se montrait à la bouche, et bientôt la crise se faisait. Que les accidents aient été forts ou faibles, ils étaient suivis d'un sentiment de brisement qui forçait constamment la malade à prendre du sommeil.

Quand les accès survenaient sans cause connue, ils étaient précédés d'une tristesse remarquable; souvent même depuis la veille la malade ne pouvait prendre d'aliments. Au moment où l'accès devait commencer, mademoiselle L... semblait s'endormir; mais bientôt des mouvements convulsifs survenaient avec l'ensemble de symptômes dont nous avons parlé.

Au moment où je vis mademoiselle L... pour la première fois, il y avait trois jours qu'elle était exempte d'accidents: ils s'étaient précédemment répétés deux fois dans la même journée, mais d'une manière légère.

Sa physionomie est peu altérée, elle porte seulement l'expression de mélancolie qui est habituelle depuis quelque temps; la face est pâle et les lèvres un peu grosses (1).

L'intelligence est complète; mais il reste vers la tête des douleurs aiguës et passagères qui occupent tantôt le milieu des sourcils, tantôt le sommet de la tête. La malade les compare à des piqûres d'aiguille.

La langue offre sur ses bords la trace des morsures qui ont eu lieu pendant les accès;

---

(1) Georget donne, comme signe caractéristique de l'épilepsie, la pâleur de la face succédant brusquement à la rougeur de celle-ci. Dans plusieurs de nos observations, la rougeur a persisté malgré la cessation des accidents, et quelquefois jusqu'au lendemain.

elle est humide, mais sale et muqueuse vers le centre et la base. Cependant les fonctions digestives ne sont pas dérangées, l'appétit reste assez bon, et les selles ont lieu tous les jours. Il y a un peu de sensibilité vers le milieu du ventre; mais elle paraît près de la peau et semble appartenir aux téguments.

Le pouls est petit et fréquent; la peau est habituellement chaude.

Résultat de mon traitement, commencé le 6 mars 1844.

A cause des symptômes observés du côté de la langue, je crus devoir commencer le traitement par un purgatif doux; mais je ne fus pas heureux dans cet essai, car le jour même un accès eut lieu après quatre évacuations obtenues par l'eau de Sedlitz. Les convulsions furent presque générales; les muscles de la mâchoire et de tous les membres y prirent part. La crise dura un quart d'heure environ.

Je conseillai donc de suite un quart de

lavement calmant, et l'usage de pilules composées de :

Poudre de digitale ;
Datura stramonium ;
Extrait de rhus radicans,
— de soucis des vignes,
— de ciguë aquatique ;
Camphre.

Elles n'eurent pas d'abord d'effet remarquable, et un nouvel accès se manifesta quatre jours après leur emploi, tout aussi fort et aussi prolongé que le précédent. J'en fis donc augmenter le nombre, et en même temps faire des frictions sous les aisselles, matin et soir, avec du sulfate de quinine mélangé dans de l'axonge. De plus, on donna tous les soirs un quart de lavement avec la valériane et le camphre. Cette fois, j'ai eu à me féliciter de cette prescription, car aucun accident n'a reparu depuis cette époque. Ainsi huit jours de traitement ont suffi pour amener la suspension de la maladie ; mais pendant plusieurs mois, l'usage des pilules a été continué.

J'ai eu occasion de voir cette demoiselle bien des fois depuis cette époque, et sa santé a toujours été en s'améliorant. Ce n'est qu'au mois de mars de cette année que les règles ont apparu; on ne peut donc supposer que leur établissement ait été pour quelque chose dans le succès que nous avons obtenu.

IVe OBSERVATION.

Épilepsie durant depuis près de quatre ans chez un homme de 31 ans. — *Causes déterminantes.* — Chagrins, colère. — Cessation des accidents après vingt-huit jours de traitement. (Ils n'ont pas reparu depuis quatorze mois.)

M. Ernest de Saint-C..., âgé de 31 ans.

Système osseux. — Taille peu élevée (5 pieds 1 pouce); poitrine conformée de manière à faire craindre qu'il fût dans son enfance disposé au rachitisme; épaules étroites, os petits.

Système musculaire. — Peu développé.

Système pileux. — Blond ou à peu près; peu de barbe, pas de favoris.

Système cutané. — Peau blanche.

Système nerveux. — Très-développé.

Enfin, constitution délicate, tempérament nerveux très-prononcé.

Antécédents.

M. E... n'a jamais eu de maladie des organes encéphaliques ou abdominaux; il n'a jamais eu de dartres ni d'affections vénériennes; sa vie a toujours été sobre. Sans accuser chez ses parents de maladies identiques avec celle qui nous occupe, il est bon de relater que sa mère était d'une constitution éminemment nerveuse, et était sujette à des attaques d'hystérie. (Quelques auteurs ont prétendu que l'épilepsie succédait quelquefois à l'hystérie quand celle-ci se prolongeait.) Elle est morte à un âge peu avancé. Son père a toujours été d'une bonne santé.

M. E... a hérité de la constitution de sa mère ; aussi, dès son enfance, il a offert des symptômes nerveux qui pouvaient faire craindre pour plus tard l'apparition de l'affection en question. Ainsi, dès son bas âge, il était sujet à des colères assez violentes pour amener quelquefois des mouvements convulsifs ; plusieurs fois le strabisme persista à la suite de ces spasmes.

On avait remarqué de bonne heure, chez M. E..., une disposition grande pour l'étude ; peut-être à tort se plut-on à la favoriser. Plusieurs fois il fut couronné pendant ses études scolastiques. Depuis, sans avoir embrassé de profession, il s'est occupé assidûment de littérature, de philosophie ; mais de plus en plus il s'apercevait que tout travail d'esprit le fatiguait, l'agitait, et pour délassement, il s'occupait de jardinage ou montait à cheval.

Marié à 26 ans, il n'eut qu'à se féliciter de sa nouvelle position ; mais cette femme qu'il chérissait périt à sa première couche, et peu de temps après succomba l'enfant chétif auquel elle avait donné naissance.

Alors M. E... devint triste, s'isolant pour donner cours à sa douleur, évitant tout ce qui pouvait le distraire, et refusant tout rapport avec ses amis. Bientôt sa susceptibilité nerveuse changea de caractère : il devint tellement irascible, s'emportant pour le moindre motif, brisant tout ce qui se présentait sous ses mains, que les domestiques même n'osaient plus l'approcher. Un jour, un mets qu'on lui servit et qui n'était pas de son goût fut le sujet d'un mouvement de colère qui entraîna des accidents convulsifs; des vomissements eurent lieu, et M. E... resta convaincu qu'on avait voulu l'empoisonner.

Depuis cette époque, de véritables accès épileptiques eurent lieu. Faibles d'abord, ils devinrent bientôt assez intenses : les époques auxquelles ils se manifestaient offrirent toute la bizarrerie des affections nerveuses. Tantôt les accès affectaient le type intermittent : ils se présentaient sous la forme tierce ou quarte; d'autres fois ils revenaient à des intervalles irréguliers et plus ou moins rapprochés.

Quelquefois la durée était exactement la même pendant un certain nombre d'accès (quatre ou cinq), puis elle devenait variable.

Enfin, l'aura epileptica se montrait pendant un certain temps, précédant constamment les accès, pour disparaître ensuite et revenir encore avec la même régularité.

D'après les renseignements que j'ai pu obtenir, les accès, en général, commençaient par des bâillements, qui bientôt étaient suivis de contractions dans les muscles de la mâchoire; les yeux devenaient fixes, la face rougissait, et des spasmes cloniques se manifestaient dans les membres supérieurs. Quelquefois là se bornaient les attaques, mais souvent aussi les convulsions s'étendaient à tout le corps. Le malade tombait à terre et s'agitait convulsivement, se frappant la tête sur ce qu'il rencontrait. Alors la respiration devenait stertoreuse et de l'écume se montrait à la bouche.

La durée des accès était tout à fait variable : quelquefois de quelques minutes seulement, elle a été souvent de plusieurs heures.

Après les accès, quelle que fût leur durée, l'accablement était extrême. La perte de connaissance eut lieu quelquefois pendant plus de vingt-quatre heures.

État présent.

Il n'y a pas eu d'accès depuis trente-six heures. Le dernier a été très-violent. Il est rare qu'ils soient quatre jours sans survenir.

M. E... n'a pas connaissance de la nature des accidents, mais il se souvient qu'il lui est arrivé quelque chose de particulier, qu'il rapporte toujours à l'empoisonnement présumé.

La physionomie porte l'expression de l'inquiétude et de la souffrance. Les paupières restent abaissées, les lèvres sont grosses, le teint est pâle et les pommettes colorées. Un développement anormal me semble exister de la partie latérale supérieure et antérieure du crâne; le front aussi est large et élevé.

L'abattement moral est très-prononcé, il y a pusillanimité. L'intelligence est presque nulle.

L'amaigrissement est considérable, ainsi que la diminution des forces. L'affaissement intellectuel ne permettant plus aucune occupation d'esprit, et le moindre exercice devenant impossible, la journée se passe habituellement dans un fauteuil qu'on traîne par moments jusqu'à la fenêtre de l'appartement. Quelquefois cependant M. E... sort en voiture et en général se trouve bien de ces promenades.

Les fonctions digestives sont troublées, l'appétit est nul, il y a une soif vive qui ne se trouve expliquée ni par l'état de la langue, ni par la chaleur de la peau qui est ordinaire. Le pouls est faible et fréquent (90 à 96).

Les urines sont épaisses et assez rares.

Les selles n'ont rien de particulier ; il y a plutôt de la constipation.

Tel était l'état de M. E... quand il réclama mes soins au mois de juin 1844, après avoir déjà essayé bien des traitements, mais infructueusement.

Résultats du traitement que j'ai mis en usage.

Le premier accès qui eut lieu survint au bout de six jours (quatrième du traitement), et jusqu'alors le plus long intervalle entre les accès avait été de quatre jours. Il fut encore assez violent et dura près d'une heure. Les convulsions furent générales ; cependant il y eut cela de remarquable, que l'engourdissement consécutif fut de moindre durée. On n'a pas non plus observé de rougeur à la face.

Un deuxième accès eut lieu huit jours après celui dont nous venons de parler (douzième jour de traitement) : celui-ci est plus léger. Les contractions se passent dans les muscles de la mâchoire, et quelques-uns dans les membres supérieurs ; mais le malade a pu rester dans son fauteuil. La crise n'a duré que dix minutes, mais a été encore accompagnée de respiration stercoreuse et d'écume à la bouche. Un besoin très-prononcé de boire de l'eau froide s'est manifesté à la suite.

Le troisième et dernier accès n'est survenu que quinze jours après le second (vingt-septième jour de traitement). Cette fois il n'y a pas eu de contractions dans les muscles de la mâchoire, et la connaissance ne s'est pas perdue. Le malade se souvient d'avoir éprouvé du malaise du côté de l'estomac, accompagné de bâillements, malaise qui s'étendit du côté du cœur et y détermina une sorte de fourmillement, puis des battements plus forts et plus multipliés. Un frisson suivit, puis un tremblement de toutes les parties du corps. Ce temblement dura quinze à dix-huit minutes, et parut cesser après qu'on eut enveloppé le malade de couvertures.

Doit-on donner le nom d'*accès* à quelques

bâillements, accompagnés, il est vrai, de fixité dans le regard, mais qui ont duré six à huit secondes et qui survenaient lors des premières doses alimentaires que prenait le malade? Il y en eut encore quelques-uns.

A mesure que les accès s'éloignaient et perdaient de leur intensité, des changements s'opéraient dans l'économie générale. Jusqu'au premier accès ceux-ci furent peu sensibles, seulement l'engourdissement consécutif fut d'une moindre durée; mais trois jours après l'accès (septième jour de traitement), une différence grande se fit observer dans la physionomie : l'expression de tristesse, d'abattement, avait diminué; les membres parurent retrouver quelques forces, et pour la première fois il essaya de marcher dans sa chambre.

L'odeur des aliments parut aussi lui être agréable, et il demanda du fromage. Cependant la soif était aussi vive, et le sommeil n'était pas meilleur.

Quinzième jour de traitement. Trois

jours après le deuxième accès, l'expression de la figure n'a plus rien de sinistre, le regard même a quelque chose de doux et de mélancolique. M. E... a pu supporter la visite d'un de ses amis; les forces reviennent, et il prend plaisir à se promener dans l'appartement.

Un appétit véritable se fait sentir. La veille, pour la première fois, il a trouvé que l'heure du dîner se faisait attendre.

La soif a diminué, et trois heures de sommeil non interrompu ont eu lieu cette nuit.

Trente-sixième jour de traitement. Le neuvième jour après le dernier accès, M. E... est dans l'état de convalescence le plus complet. Il n'a pas encore ses forces habituelles, mais il peut se promener au dehors. L'appétit n'est pas ce qu'il était avant la maladie, mais il est régulier, et les digestions se font parfaitement. Le sommeil a lieu pendant six heures de suite. Quelquefois encore il est agité par des rêves fatigants, mais cette circonstance est rare.

L'intelligence est entière; il reçoit avec plaisir la visite de ses amis; il se livre même à quelques lectures, seulement celles-ci le fatiguent promptement : toutefois rien ne semble menacer le retour des accidents.

Je ne suivrai pas plus loin cette observation déjà bien longue, mais dont les détails me semblaient importants. Je me contenterai d'ajouter que le mieux a toujours été en augmentant, et qu'au mois de septembre dernier (trois mois de traitement), M. E... a pu se livrer à l'exercice de la chasse.

Traitement.

Il est d'habitude, quand on rapporte des faits nouveaux, d'indiquer avec détail les moyens qui ont été employés ; mais ici il n'y a pas de moyen particulier, tous peuvent avoir leur opportunité, et je ne ferai pas à mes confrères l'injure de prétendre avoir une panacée contre une maladie qui reconnaît tant de causes différentes et souvent opposées.

Ce que j'ai considéré, c'est l'état de l'organisme qui favorise les accidents épileptiques; j'ai recherché les causes et tâché d'apprécier le trouble qu'elles avaient apporté sur le système nerveux : alors j'ai déterminé l'espèce de modification qu'il fallait exercer, et le degré de cette modification.

Mais pour atteindre ce but, il n'est pas de moyen particulier, tous peuvent servir. Si j'ai pris la digitale de préférence, c'est à cause de l'habitude que j'ai de manier ce médicament; mais je ne doute pas qu'avec beaucoup d'autres je ne sois arrivé au même résultat. Ainsi, je traite en ce moment un malade de 21 ans, bossu, bancal, de la taille de trois pieds dix pouces; il est épileptique depuis son enfance, et a eu à l'âge de 5 ans une carie vertébrale. Désirant vérifier l'assertion que je viens d'émettre, j'ai fait usage de l'opium seulement, et sous son influence j'ai vu les accès s'éloigner de beaucoup, en même temps qu'ils perdaient de leur intensité (1). Tout consiste donc dans la méthode.

Ce n'est pas le moment de chercher à déterminer l'état de l'organisme dont j'ai parlé : la véritable question, la seule qui doive fixer l'attention, qui intéresse véritablement l'humanité, s'adresse à la curabilité de l'épilepsie. C'est à cette question que j'ai voulu répondre par des faits.

---

(1) Il y a six semaines actuellement que ce malade n'a eu d'accès, et il y en avait jusqu'à six par jour. Quels que soient ces résultats, j'en donnerai l'observation dans la deuxième partie de ce mémoire.